ESSAI SUR LA THÉORIE

DE

L'AUSCULTATION MÉDIATE

ET

NOUVEAU STÉTHOSCOPE

PAR

Le Dr SAILLET

De la Faculté de Paris.

※

MARSEILLE

TYPOGRAPHIE ET LITHOGRAPHIE BARLATIER ET BARTHELET
Rue Venture, 19.

—

1891

ESSAI SUR LA THÉORIE

DE

L'AUSCULTATION MÉDIATE

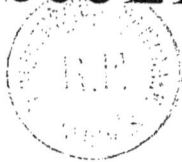

ET

NOUVEAU STÉTHOSCOPE

PAR

Le Dr SAILLET

De la Faculté de Paris.

MARSEILLE

TYPOGRAPHIE ET LITHOGRAPHIE BARLATIER ET BARTHELET

Rue Venture, 19.

—

1891

ESSAI SUR LA THÉORIE

DE

L'AUSCULTATION MÉDIATE

ET NOUVEAU STÉTHOSCOPE

Quand on désire se faire une opinion personnelle
sur les avantages et les inconvénients de l'auscul-
tation médiate, on se voit obligé d'étudier successivement : 1º L'organe de l'ouïe dans ses rapports
immédiats avec le stéthoscope, c'est-à-dire : l'oreille
externe ; 2º le stéthoscope ou corps transmetteur ;
3º l'organe ausculté, dans ses rapports immédiats
avec le précédent.

I. — OREILLE EXTERNE.

L'histoire physiologique en est assez longue, mais
le résumé est fort court : On écrit généralement :
« Les parties essentielles de l'oreille se réduisent,
chez l'homme, à l'oreille interne et à l'oreille
moyenne : L'oreille externe n'est qu'un appareil de
perfectionnement très secondaire ; ceux qui en sont

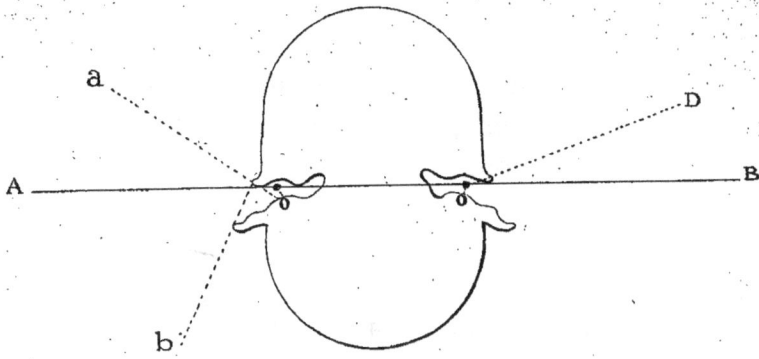

Fig. 1

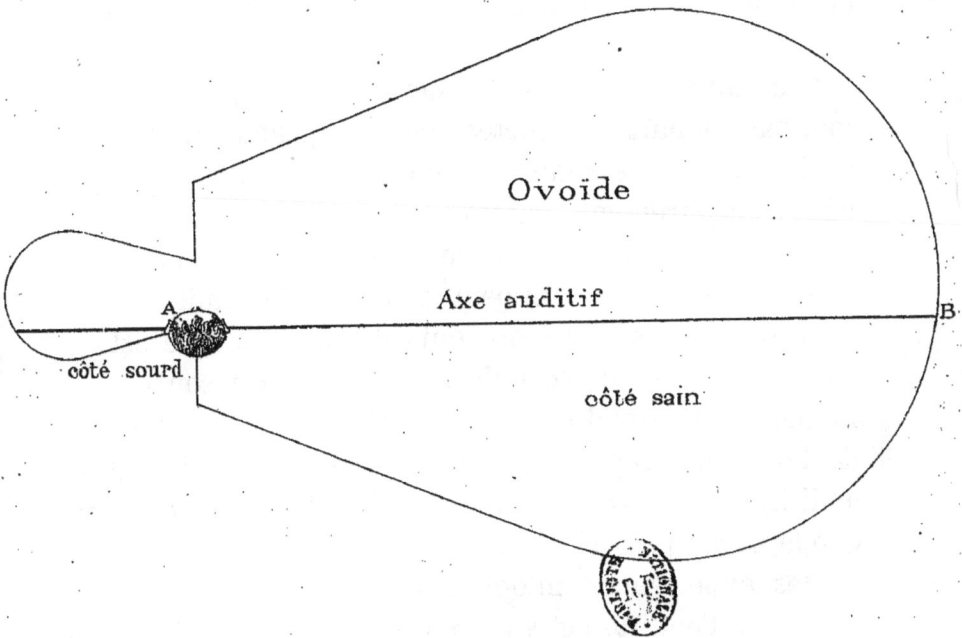

Ovoïde

Axe auditif

côté sourd

côté sain

Fig. 2

quelle est la portée (1) minimum et maximum de l'ouïe, quelle est son étendue ; en un mot : *le champ de l'audition* ; puis, à savoir de quelle manière l'oreille externe modifie ce champ : la direction des sons en sera déduite à titre de corollaire.

Beaunis, dans ses éléments de physiologie, donne une figure (page 1088) que je reproduis ici : *Fig*. 1. Soit une coupe horizontale de la tête au niveau de l'oreille externe : il appelle la ligne A B menée par les centres *o* des orifices des deux conduits auditifs : *axe auditif*; l'angle intercepté par les lignes *a* et *b*, *rayons sonores* extrêmes qui peuvent pénétrer dans le conduit auditif: *champ auditif*; la ligne menée du corps sonore *D* au centre *o* est la : *ligne auditive*, et l'angle D O B que cette ligne fait avec l'axe auditif est : l'*angle auditif*.

Ces données sont insuffisantes parce qu'elle ne font pas connaître la portée du champ auditif, mais seulement son étendue en largeur ; d'autre part, elles sont purement anatomiques.

Gellé représente plus complètement le champ auditif : *Fig*. 2, où l'on peut comparer le champ de l'audition de l'oreille droite qui est saine (la tête est en A) avec celui de l'oreille gauche qui est sourde. La portée et l'étendue sont indiquées par la courbe de l'ovoïde ; on peut y voir que la partie du champ auditif, antérieure à l'axe auditif, est plus grande que la partie postérieure à cet axe.

Mes expériences m'ont conduit à modifier ce champ de l'audition et à le représenter : *Fig*. 3. Le

(1) Portée de l'ouïe et intensité du son, sont deux notions corrélatives.

patient qui m'a servi avait ce qu'on appelle une oreille bien faite. A l'état normal, les deux oreilles étant pareilles, l'oreille gauche a été bouchée avec de la cire pour éviter son influence, et je ne me suis occupé que d'une oreille, la droite.

La droite A B est l'axe auditif, et le point A, le centre de l'orifice du conduit auditif externe droit. Les lignes A M, M M', M' M'', M'' B, B M''', M''' M'''' et M'''' A limitent l'étendue et la portée du champ de l'audition. Les points M, M', M'', B, M''', M'''' représentent les situations importantes du corps sonore (je me suis servi d'une montre). Les lignes menées de ces différents points au centre A, sont autant de rayons sonores dont la longueur est proportionnelle à l'intensité perçue dans leur direction.

Le rayon sonore A M' fait un angle de 30° avec la droite A M, c'est-à-dire qu'il se trouve dans le plan du pavillon ; le rayon sonore A M'' fait avec la même droite un angle de 70°, c'est un *rayon maximum postérieur*. En effet, mes expériences, dis-je, me font attribuer au rayon A B qui se trouve sur l'axe auditif, une intensité sensiblement moindre ; dès lors, nous retrouvons en A M''' un *rayon maximum antérieur*. Ce rayon fait avec l'axe auditif un angle de 30° environ.

Ce champ auditif est des plus intéressants ; son étude nous a conduit à des réflexions successives que nous allons présenter.

Revenons à l'orientation :

Fig. 4. Soit A et B, l'axe auditif, soit C D, une droite également horizontale et perpendiculaire au milieu de cet axe ; supposons que l'oreille A soit

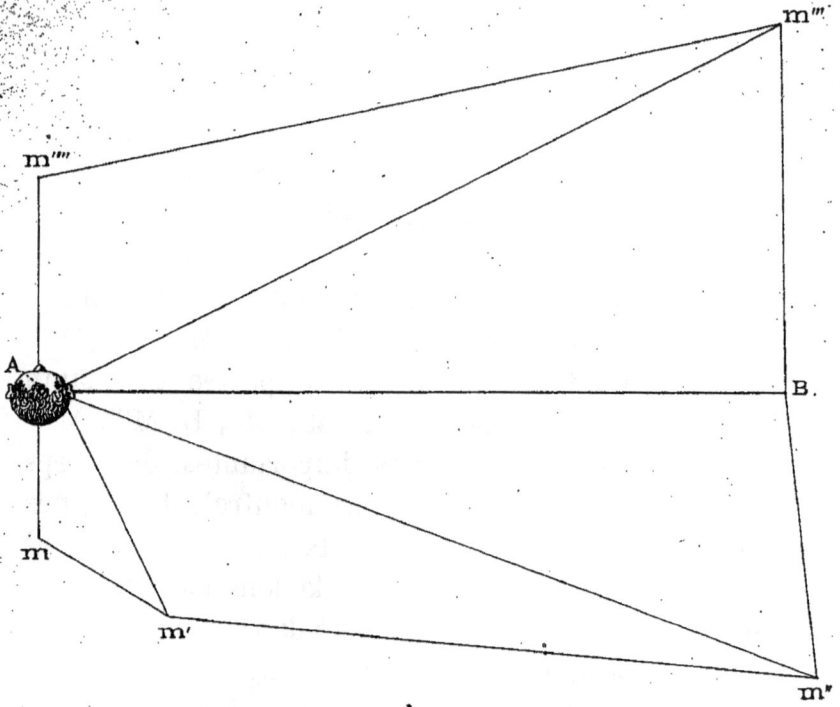

Fig. 3

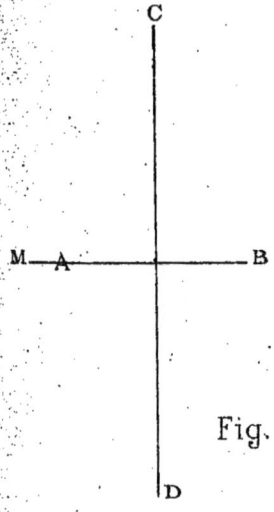

Fig. 4

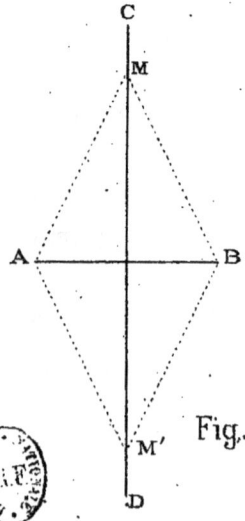

Fig. 5

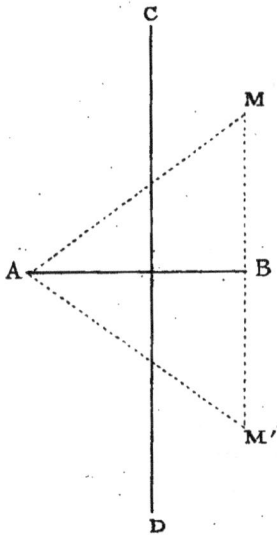

Fig. 6

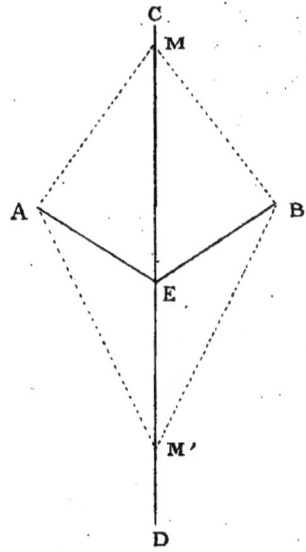

Fig. 7

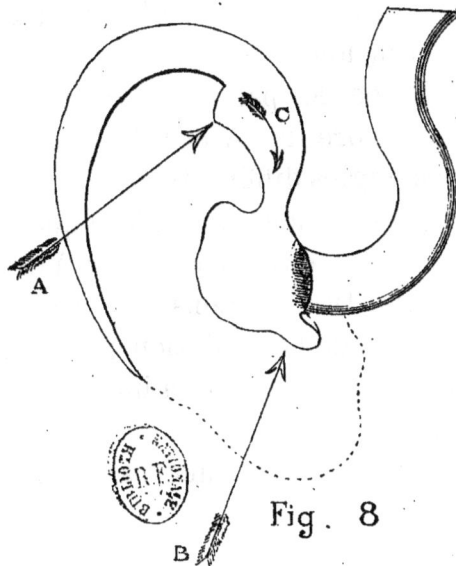

Fig. 8

Tel me paraît être le rôle précis et complet de l'oreille externe dans l'orientation.

Les deux rayons sonores maximum étant à peu près égaux, on pourrait se demander s'il n'en résultera pas parfois de l'hésitation, ou, sinon, quel sera le rayon choisi pour la direction définitive ? La réponse est facile : quand l'oreille aura le choix, elle préfèrera la direction du rayon sonore maximum antérieur : parce que, la somme intensive de la partie du champ auditif antérieure à l'axe auditif, est plus grande (comme on peut le voir sur la figure), que celle de la partie postérieure ; parce que, les mouvements en avant sont plus faciles et plus naturels; et, enfin, parce que l'œil veut voir ce que l'oreille entend.

D'ailleurs, plaçons une pendule dans l'un des angles d'une chambre, puis introduisons dans cette chambre une personne dont les yeux ont été préalablement bandés. Nous lui permettons alors de tourner sur elle-même, et nous la prions de nous indiquer la direction de la pendule. Quand elle nous dira : elle est là, le rayon sonore tiré de la pendule à l'oreille, sera le rayon sonore maximum antérieur.

Donc, à mon avis, l'oreille externe double presque l'étendue du champ auditif, détermine deux axes auditifs, facilite l'orientation ; par elle, chaque oreille peut être considérée comme formée d'une oreille antérieure qui appartient au visage, et d'une oreille latérale et postérieure.

Dans quelle mesure chaque partie de l'oreille externe contribue-t-elle à ce résultat ?

« Boerhaave, dit Sappey, qui considérait le pavillon comme un organe uniquement destiné à réfléchir les ondes sonores et à les diriger vers le conduit auditif externe, s'est livré à de longs calculs pour démontrer qu'ainsi conformé, il répercute beaucoup mieux les sons. Mais, Savart a fait remarquer, avec plus de vérité, que l'oreille externe n'est pas seulement destinée à réfléchir les sons ; qu'essentiellement élastique, elle entre elle-même en vibration sous le choc des ondes sonores ; et que l'inclinaison variée de ses replis, lui permet de s'offrir toujours perpendiculairement à ce choc par quelque partie de sa surface, d'où une transmission plus complète des sons. »

Quoique l'opinion de Savart soit généralement admise, je ne puis l'adopter pour les raisons suivantes ; La vibration en *masse* dont parle Savart serait analogue à celle des vibrations *transversales* des lames : or, les traités de physique exigent pour celles-ci que leur largeur soit très-petite par rapport à leur longueur : Les dimensions du pavillon sont précisément inverses. Le cartilage est un corps essentiellement élastique : sans doute, mais sur ce cartilage s'insèrent huit muscles, trois extrinsèques et trois intrinsèques dont la simple tonicité est certainement un puissant antagoniste de l'élasticité. L'inclinaison variée de ses replis lui permet de s'offrir toujours perpendiculairement au choc vibratoire ; précisément, à moins de donner au pavillon la singulière propriété de vibrer en *masse* dans tous ses sens, en haut, en bas, en arrière, en avant, à droite et à gauche, etc., les vibrations aériennes qui ne seront pas normales à son plan seront perdues pour la vibration en masse. Or, les vibrations transversales du pavillon sont inutiles pour le conduit auditif, parce qu'elles sont d'autant plus amples qu'elles sont plus éloignées du point d'attache, c'est-à-dire du conduit, et que leur direction, d'ailleurs, sera oblique à celle des vibrations qui pénètrent dans ce conduit, et de sens inverse. D'autre part les vibrations du pavillon auraient l'inconvénient des vibrations consécutives, à moins qu'on accorde aux muscles dont j'ai parlé le rôle d'*étouffoir* ; enfin, les replis concentriques du pavillon, l'attache large, solide et en cornet, de cet organe, sont plutôt nuisibles qu'avantageux pour une vibration en masse. Il est vraiment curieux qu'après avoir reconnu le rôle de cornet acoustique au pavillon si développé de certains animaux, on méconnaisse en partie à celui de l'homme, ce rôle essentiel pour faire intervenir des vibrations d'ensemble. La disposition si variée et si compliquée à première vue des replis du pavillon, est manifestement d'ordre condensateur et réflecteur, et, certes, le génie de Boerhaave était bien inspiré de vouloir le prouver avec cette exactitude que seules les mathématiques donnent (1).

Restent les vibrations moléculaires ?

L'oreille externe est un corps solide dont les molécules vibrent sans doute ; mais j'ajoute immédiate-

---

(1) Tout au plus, pourrait-on rapprocher l'élasticité du pavillon de l'opacité nécessaire aux corps réflecteurs de la lumière, et dire : le pavillon est à la fois poli et élastique et il se trouve ainsi dans les meilleures conditions pour réfléchir le son ; il communiquerait par son mouvement de retour sous le choc de l'onde vibratoire incidente une intensité plus grande à l'onde réfléchie.

ment que ce cartilage doublé d'un manchon de peau vibre infiniment moins que le tissu osseux. Je suis de l'avis de Bernstein et je pense que le pavillon est un assez mauvais conducteur du son.

Je ne saurais trop surtout, il me semble, m'élever contre la transmission des vibrations en masse ou moléculaires du pavillon, aux parties solides profondes de l'oreille. Pour ce, les vibrations nées dans le tissu cartilagineux devraient passer successivement dans un tissu fibreux, puis dans un tissu osseux, pour arriver au cercle tympanique et se propager dans la membrane perpendiculairement à ses vibrations normales !

Bouchons avec de la cire le conduit auditif externe, puis plaçons successivement une montre sur l'apophyse mastoïde de cette oreille, et sur son pavillon (face postérieure, pour que le tic tac ne puisse influencer le bouchon de cire). Dans le premier cas, la montre sera très bien entendue ; elle le sera beaucoup moins dans le second.

Encore, nous trouvons-nous ici dans des conditions de vibrations moléculaires, exceptionnelles, puisqu'elles sont transmises de corps solide à corps solide par contact. Quel rôle doit-on donc accorder au pavillon comme organe vibrateur moléculaire quand il n'est plus influencé que par des vibrations aériennes, comme en temps ordinaire ? A mon avis, un rôle tout à fait secondaire.

Le pavillon est donc, avant tout, un organe de réflexion et de condensation.

Si nous considérons (*Fig.* 3) la partie AMM' du champ auditif située en arrière du pavillon, nous

On voit sur la *fig* 8, par la disposition des flèches A et B, que la fossette naviculaire est comme une conque accessoire destinée à la réception des ondes vibratoires à direction latérale et postérieure ; et que l'échancrure sert à l'entrée des ondes qui viennent de côté, d'arrière et surtout d'en bas.

En suivant le champ auditif de M″ en B, on arrive à un minimum très peu accentué en B;

C'est-à-dire sur le prolongement de l'axe auditif *anatomique* sur lequel se trouve l'extrémité du tragus ; c'est ainsi que cet organe peut être considéré comme un opercule, une paupière incomplète ; par son élasticité, il rétrécit l'orifice du conduit auditif externe, s'oppose pour une part à l'entrée brutale des rayons trop directs par rapport au tympan ; sous l'effort de ses deux muscles, au contraire, il agrandit cet orifice et permet aux rayons peu intenses, d'éviter une réflexion inutile.

De B en M‴, nous arrivons insensiblement au rayon maximum antérieur A M‴.

Ce rayon fait avec l'axe de la portion externe du conduit auditif externe un angle de 50°, et, pour pénétrer dans ce conduit, il a dû subir une réflexion: l'organe réflecteur ne peut être que la conque ; de plus si malgré cette réflexion, son intensité est égale à celle du rayon A M″, comme le corps sonore est le même, et que l'amplitude de l'onde vibratoire n'a pas changé, il en résulte qu'une partie au moins d'une autre onde sera intervenue, c'est-à-dire, que la conque « concentre ».

La conque agit comme un miroir concave. Nous avons dit que le pavillon fait avec la tête un angle de

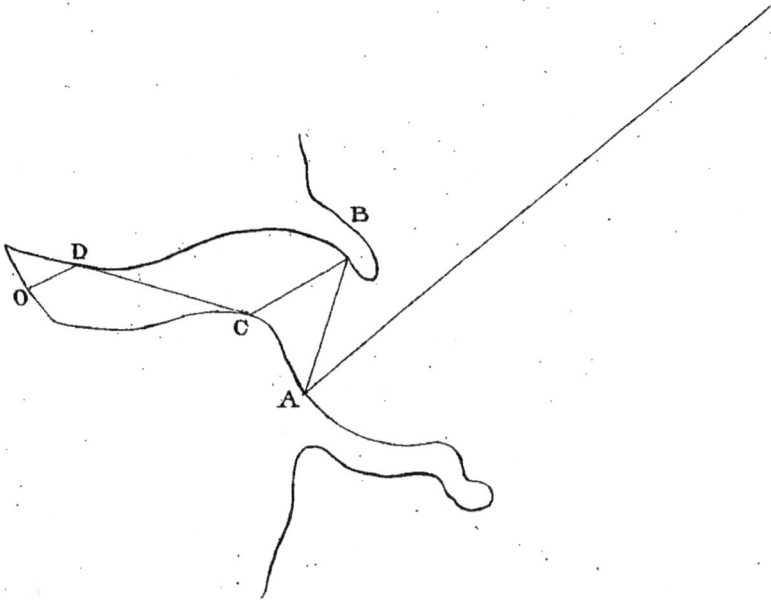

Fig. 9

Coupe oblique du conduit d'avant en arrière.

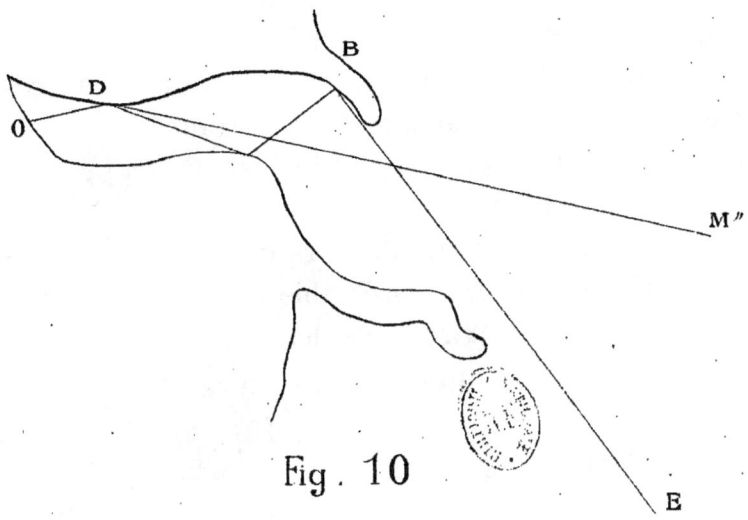

Fig. 10

Nous avons dit que le rayon maximum antérienr arrivant sur la conque donnait un rayon réfléchi de 10°, devant se diriger sur la partie moyenne de la face interne du tragus. Comme le plan de celui-ci est à peu près parallèle au plan de la conque, nous aurons (*fig.* 9) sur le tragus, en B, un autre rayon B C réfléchi sous un petit angle également ; ce deuxième rayon réfléchi rencontrera le repli semi-lunaire de la conque en C, puis se réfléchira en C D pour venir en dernier lieu frapper presque normalement le centre O du tympan. Ces deux dernières réflexions sont hypothétiques sans doute, mais la marche du rayon dans la portion externe, la forme et les saillies du conduit, l'obliquité du tympan et d'autres résultats sur lesquels je m'expliquerai bientôt excuseront, je pense, mon hypothèse.

Je continue : J'ai écrit que le rayon maximum antérieur donnait un rayon réfléchi dont la direction, d'arrière en avant et un peu de bas en haut, se rapprochait de celle du rayon maximum postérieur : je supppose donc que les rayons voisins de celui-ci, E B par exemple (*fig.* 10), suivront la marche du précédent et que le rayon maximum postérieur ou, autrement dit, les plus directs, soit M″ D iront également, *au moins après une réflexion* en D, frapper le centre O du tympan.

J'admets, avec certains auteurs, que *tous* les rayons subissent une réflexion préalable avant de pénétrer jusqu'au tympan : parce que les quatre saillies ou obstacles (1) du conduit auditif externe, et les courbes

---

(1) (Non compris le tragus).

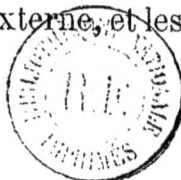

qui y correspondent, ne sauraient avoir un rôle plus
naturel que de s'opposer précisément à la pénétration
d'ondes directes, qui arriveraient d'emblée au tympan
avec toutes leurs forces vives. On sait que si on introduit dans le conduit auditif externe, au lieu d'un tube
en caoutchouc, un tube de métal qui ne pourra,
comme le premier, se prêter aux sinuosités du conduit,
les bruits, ainsi perçus directement, deviennent d'une
brutalité insupportable.

On s'est demandé si la sensation tactile précède la
sensation acoustique? Les réflexions des rayons
sonores sur les saillies du conduit répondent : oui,
en ce sens que le tympan lui-même, prévenu rapidement par les sensations tactiles développées dans
la peau du conduit, au niveau des points de réflexion,
a le temps de s'accommoder pour un bruit avant de
le recevoir. Plus tard, en effet, eût été trop tard;
au moins pour les premières ondes. Inutile de rap-
peler l'exquise sensibilité du conduit et les curieux
réflexes auxquels elle donne lieu. Ainsi, le conduit
auditif externe protège doublement et donne un
premier éveil au muscle du marteau, c'est-à-dire
à l'accommodation.

Si les ondes, au lieu d'arriver au tympan, normalement, de bas en haut et d'avant en arrière, comme
je le prétends, arrivaient en suivant la courbe de la
spire du conduit, on ne voit pas bien où pourraient
se réfléchir celles qui arriveraient dans le sinus prétympanique! Les ondes supérieures viendraient également s'y accumuler, après avoir à peine effleuré le
tympan! On comprend combien l'obliquité du tympan
a intrigué les physiologistes : Les uns avouent que le

tympan semble se dérober aux ondes. Bonnafont va plus loin : pour lui, la direction très inclinée de cette membrane constitue une disposition vicieuse !

Je préfère qu'on cherche à expliquer :

D'après Kessel et Mach, les ondes font à la surface du tympan une ride annulaire qui la parcourt de la circonférence au centre !

Pour Helhmoltz, elles vont également de la circonférence au centre, diminuées en amplitude, mais accrues en force !

Tout, à mon avis, contredit ces hypothèses : La membrane est faite pour vibrer en masse ; elle doit être *frappée* et non pas caressée par les ondes ; la présence, dans sa partie supérieure, de la portion flacide de Schrapnell, du manche du marteau, de la corde du tympan ; et dans sa partie inférieure, d'un cul-de-sac, dont l'angle ne dépasserait pas 25° d'après Sappey, nous autorise à ne pas croire que la membrane soit frappée sur toute sa surface, et principalement sur ses bords.

Je dis donc que les rayons sonores prennent dans le conduit auditif externe une direction plus ou moins hélicoïde, de *sens inverse* à la courbe de ce conduit ; que, réunis en un faisceau, ils viennent frapper obliquement la courbe parabolique de la saillie en dos d'âne qui limite le sinus prétympanique, pour aller se réfléchir une dernière fois au foyer de cette courbe, c'est-à-dire, au centre du tympan. Leur dernière direction est (voir *fig. 9* et *10*) de dehors en dedans, de bas en haut et d'avant en arrière.

Il est un phénomène encore inexpliqué qui me paraît, à la fois, prouver ce que j'avance et y trouver lui-même son explication : Je veux parler du triangle lumineux.

Les rayons lumineux (*fig. 11*) partis de la source éclairante arrivent au dos d'âne D en suivant le trajet du rayon sonore maximum postérieur, par exemple ; mais l'élévation qu'on imprime au spéculum permettent à ces rayons lumineux d'arriver encore sur la surface antéro-inférieure du sinus, de sorte qu'ici nous n'aurons plus seulement la production d'un foyer de réflexion au centre du miroir, mais celle d'une succession de triangles lumineux réfléchis, dont la section par la membrane sera d'autant plus large qu'elle se rapprochera du sinus ; l'ensemble sera réfléchi vers l'œil sous la forme d'un triangle lumineux équilatéral. C'est là, dit-on, la forme typique normale.

On comprend, maintenant, pourquoi ce type présente de si nombreuses variétés qu'il a été impossible d'attribuer à la forme du reflet une valeur clinique quelconque. Cette forme, en effet, dépendra de la position de la source éclairante, du spéculum et de sa direction, de l'inclinaison de la saillie et du sinus, enfin, de l'obliquité ou des altérations de la membrane ; il faudra, pour déduire de l'aspect de ce triangle un symptôme pathologique, éliminer ses facteurs anatomiques ou accidentels, déterminer parfaitement, comme le dit Tillaux, sur chaque oreille sa forme constante et normale. Dès lors, on en obtiendra des données certaines quant à la forme du tympan : Celui-ci n'étant plus considéré comme réfléchissant à l'œil de l'observateur l'image de la source éclairante, mais celle de la section de la base d'un

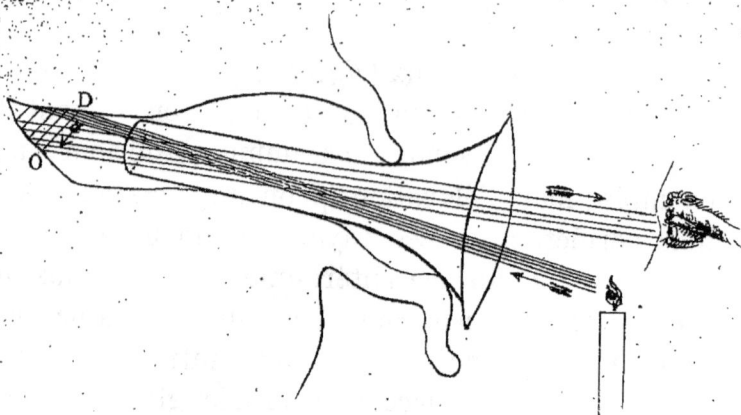

Fig. 11
Coupe du conduit auditif
et du speculum auris.

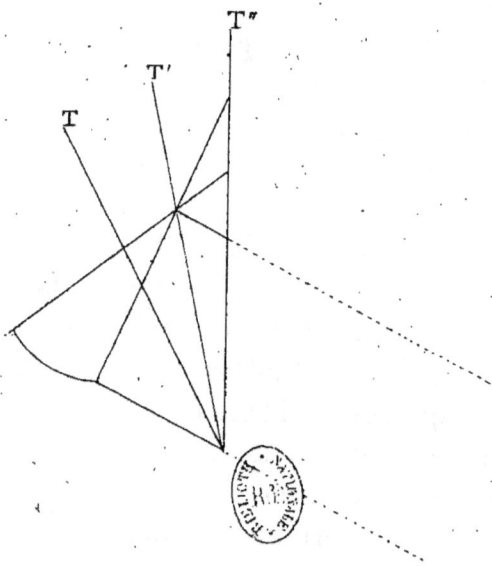

Fig. 12

prisme lumineux triangulaire, par la membrane elle-
même (Voir *fig. 12*). Le tympan, dans ses diverses
inclinaisons T, T', T'', donnera des images successivement plus allongées. Toutefois, il est encore nécessaire que l'image formée puisse être réfléchie en
entier vers l'œil qui observe. Ce n'est pas toujours le
cas ; ainsi une membrane peu tendue mais très ombi-
liquée donnera un croissant lumineux, etc., etc.

Je ne sache pas qu'il ait été donné une explication
plus satisfaisante du triangle lumineux.

Ses formes varient, mais le sommet central est
constant ; il ne saurait relever d'un éclairage ou d'un
dispositif toujours variable ; il est produit essentiellement par les rapports anatomiques du conduit et
du tympan ; et il me paraît logique d'attribuer à
cette disposition anatomique, vis-à-vis des rayons
sonores, un rôle constant analogue à celui que nous
venons d'examiner au sujet des rayons lumineux.

L'opinion que les rayons sonores réunis par
réflexion viennent frapper le tympan à peu près normalement, et vers son centre, entraîne d'autres
conséquences de divers ordres ; plus le rayon vibratoire sera grave, moins la membrane sera tendue
pour le recevoir plus perpendiculairement ; plus il
sera aigu et plus elle se tendra pour s'y dérober, en
augmentant l'angle d'incidence ; si, malgré cette
précaution, la violence du rayon augmente outre
mesure, le tympan sera crevé dans sa partie supérieure ; il est vrai que cette partie est aussi la plus
faible. Ainsi, on comprend mieux la théorie de
Bonnafont qui donne à la membrane la faculté de se
tendre isolément dans ses parties antérieure et pos-

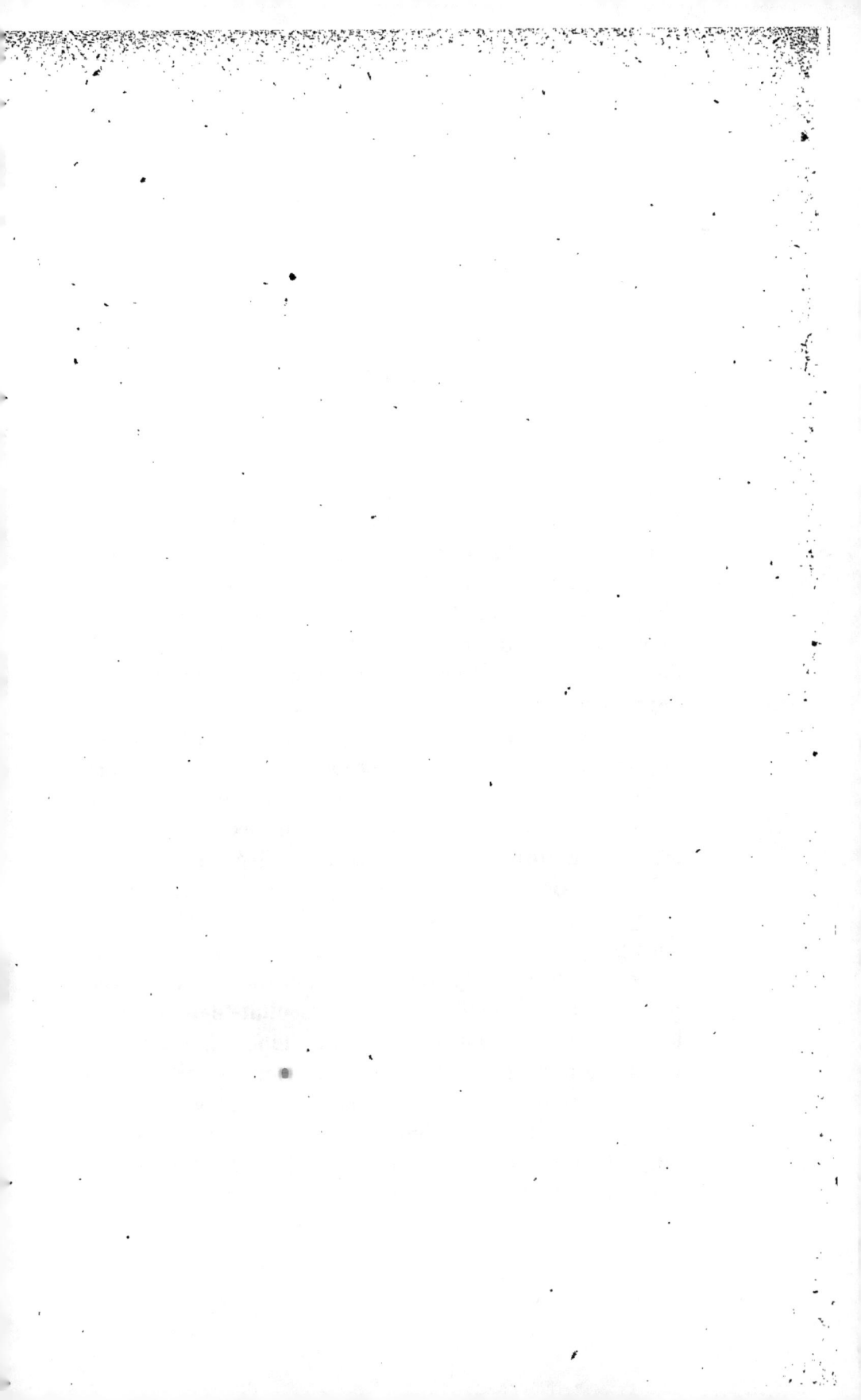

INTRODUCTION

Tous les praticiens savent combien il est difficile d'obtenir la guérison absolue et définitive de la blennorragie chronique chez l'homme. L'insuffisance et l'inconstance de la plupart des méthodes employées jusqu'à aujourd'hui s'expliquent aisément : leur action le plus souvent superficielle s'exerce difficilement sur une infection cantonnée dans les glandes annexes du canal uréthral ou dans l'épaisseur même des parois de ce conduit. Aussi les agents susceptibles d'agir à travers les parois et sans effraction de la muqueuse sur les éléments anatomiques et les bactéries pathogènes doivent-ils a priori être préférés à tous les autres. Or de tels agents existent : Ce sont les *ions* ou atomes médicamenteux libérés, mobilisés et entraînés par le courant galvanique que l'on fait passer dans certaines conditions à travers les tissus. Ces *ions* ne sont pas pour le médecin des inconnus ; ils ont déjà fait leurs preuves dans de nombreuses affections : l'ion argent par exemple a donné de brillants résultats dans les vieilles métrites blennorragiques chroniques. Les observations que nous produisons plus loin nous autorisent à le considérer comme très efficace dans l'uréthrite blennorragique chronique chez l'homme. Nous les devons pour la plupart, ainsi que certains détails de la technique, à M. le docteur Donnat, d'Avignon. qui, avec une bonne grâce

VIII

dont nous ne saurions trop le remercier, a mis à notre disposition au cours de ce travail sa double expérience de médecin et de spécialiste.

Que M. le professeur Imbert, qui nous a fait le très grand honneur d'accepter la présidence de notre thèse, reçoive lui aussi nos remerciements.

Enfin il nous reste un dernier devoir à remplir. C'est d'adresser à nos Maîtres de l'Université de Montpellier et de l'Hôpital d'Avignon l'expression de notre profonde gratitude. Nous devons remercier tout particulièrement M. le docteur Cassin dont nous avons été l'interne pendant douze mois et auprès duquel nous avons profité d'un enseignement libre et éclairé. Que MM. les docteurs Vincenti Brunschwig et Pitois, qui ont toujours été très bienveillants pour nous, reçoivent l'expression de notre profonde reconnaissance.

DIVISION GÉNÉRALE

Ce travail comprend 4 chapitres :

Dans le premier nous traitons de l'ionisation en général.

Le second comprend un exposé sommaire des lésions de la blennorragie chronique chez l'homme et des divers traitements de cette affection.

Dans un troisième chapitre nous montrons le rôle que joue l'ionisation de l'argent dans le traitement de la blennorragie chronique. Nous posons les indications et contre-indications de la méthode. Nous en précisons la technique.

Enfin le dernier chapitre est consacré aux observations et aux conclusions.

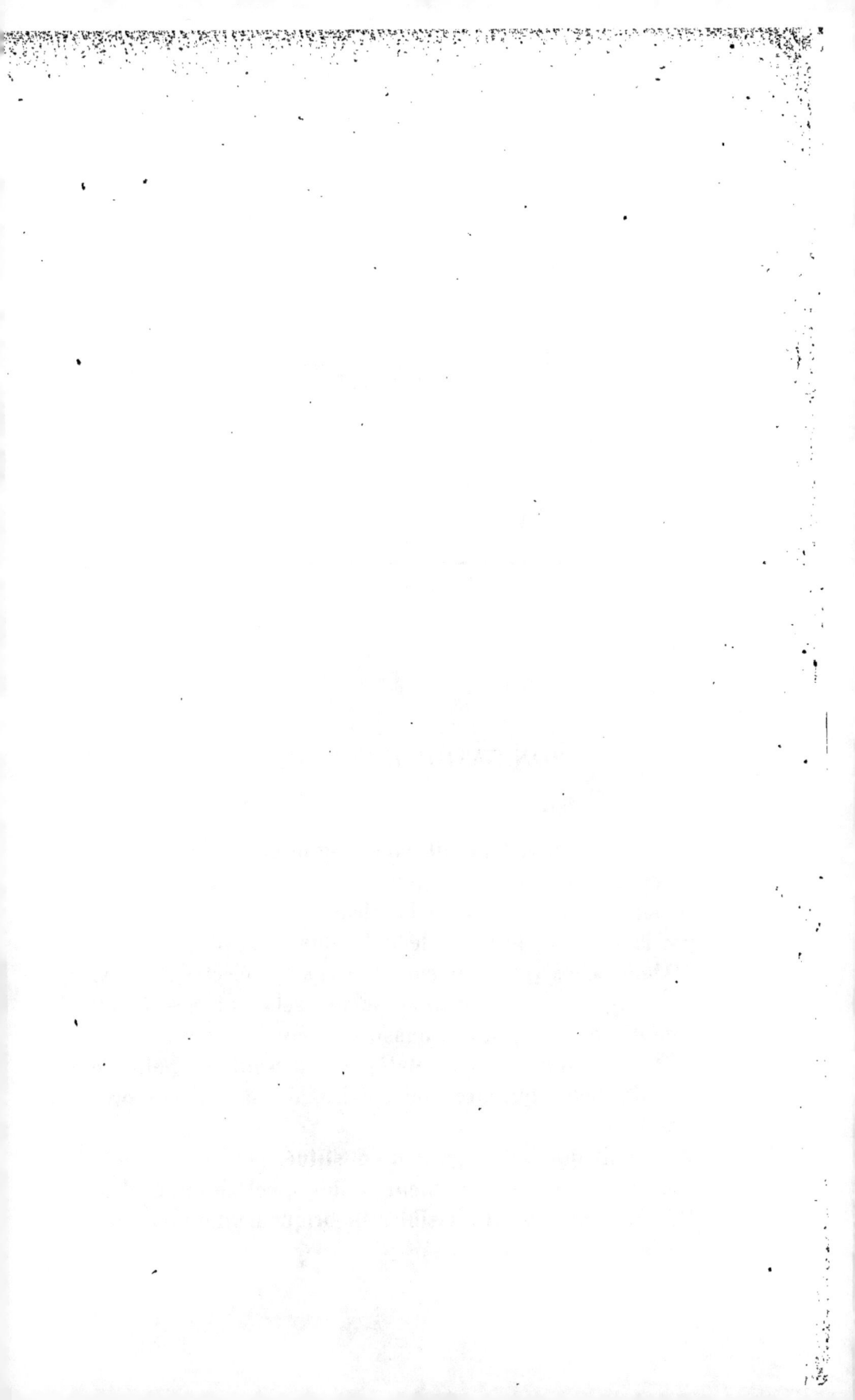

TRAITEMENT PAR L'ION ARGENT

DE

L'URÉTHRITE BLENNORRAGIQUE

CHRONIQUE

CHEZ L'HOMME

I

IONISATION EN GÉNÉRAL

L'ionisation mériterait une longue étude. Sans faire un exposé complet de la question, il nous faut dire brièvement en quoi consiste l'ionisation et ce qu'on entend par ions. Sous le nom de solutions électrolytiques, on désigne celles qui sont conductrices de l'électricité. Les électrolytes sont les corps — acides, sels ou bases — qui sont dissous, et qui, eux aussi, sont conducteurs.

Or, les solutions électrolytiques jouissent, au point de vue de leur équilibre moléculaire, de singulières propriétés :

On sait que les corps sont constitués par l'agglomération de particules infiniment petites appelées molécules. Ces molécules sont divisibles théoriquement en particules plus petites ou atomes, éléments irréductibles, dernière division de la matière.

Dans les solutions électrolytiques et du seul fait de la dissolution, une partie des molécules se dissocient en atomes. Ces fragments moléculaires résultant de la dissociation par simple solution des molécules primitives, ce sont les ions (d'un radical grec qui signifie voyageur, pour indiquer les mouvements dont ces particules peuvent être l'objet et dont nous parlerons plus loin).

Soit par exemple une solution de chlorure de sodium dans l'eau pure. Du fait même de la dissolution, la solution obtenue renferme non seulement des molécules intégrales de NaCl, mais encore des molécules dissociées en leurs atomes ou ions Na et Cl.

Cette conception de la structure physique des solutions permet d'expliquer les actions médicamenteuses ordinaires en les assimilant aux actions ioniques. On se rend ainsi compte de l'importance qu'il y a à ce que les substances médicamenteuses soient administrées à l'état dissous, la dissolution ayant en effet pour conséquence de libérer les ions de la molécule constitutionnelle, et l'on s'explique mieux le vieil adage : *Corpora non agunt nisi soluta.* Bien plus : il est aisé d'expliquer par la théorie des ions les différences thérapeutiques d'un même élément atomique suivant ses groupements moléculaires. Ainsi, les phosphures et les phosphates ont dans l'organisme des actions toutes différentes : les premiers sont toxiques et agissent à doses très faibles ; les seconds ont une action tout à fait différente et n'agissent qu'a des doses élevées. Cela résulte du groupement ionique où se trouve le phosphore dans les deux cas. En effet, le phosphore est un corps des plus toxiques, mais il ne l'est qu'à la condition de pouvoir devenir un ion. Or, les phosphures, en se dissociant par la solution, donnent un ion phosphore P, tandis que les phosphates donnent un ion, Po' où le phosphore n'est pas en liberté. Même remarque pour les cacodylates, moins toxiques que les arsénites et les arséniures : l'arsenic, corps toxique, est à l'état d'anion simple dans les arsénites, tandis que dans les cacodylates il fait partie d'un anion complexe. De même tous les sels de mercure n'ont pas la même action bactéricide. Cette action dépend uniquement du degré de dissociation ionique de la solution mise au contact des bactéries ; plus un sel mercuriel sera susceptible de se dissocier dans sa solution, plus son action bactéricide sera grande.

Ainsi à la lumière de la théorie des ions, l'action des médicaments s'explique scientifiquement et se dégage du mystère empirique. Mais cette théorie ne sert pas seulement à expliquer les actions médicamenteuses déjà connues ; nous allons voir qu'il est possible à l'aide du courant galvanique, de mettre en mouvement les ions des solutions, et d'orienter ces mouvements dans des directions déterminées.

Dans une solution électrolytique ordinaire et en dehors de toute action extérieure, les ions sont, physiquement, porteurs de charges électriques : les uns ont une charge positive, les autres une charge négative. Si donc dans une telle solution électrolytique, renfermant un tourbillon d'ions autochtones et porteur de charges électriques, l'on fait passer un courant galvanique, d'après les lois de la polarité les ions seront attirés vers les pôles de noms inverses à la charge qu'ils portent : les ions porteurs d'une charge négative ou anions seront attirés par l'électrode positive ou anode ; inversement les ions porteurs d'une charge positive ou cathions seront attirés par l'électrode négative ou cathode.

Lewis Jones a donné une image très pittoresque de l'état ionique d'une solution électrolytique. Il la compare à une salle de bal contenant des valseurs unis par couples et représentant les molécules intégrales, et un certain nombre de cavaliers et de dames isolés, représentant les ions dissociés. Si à l'une des extrémités de la salle se découvre un magnifique miroir, à l'autre extrémité un buffet garni de champagne et d'excellents cigares, les dames se dirigent vers le miroir, les messieurs vers le buffet, les couples de valseurs se dissocient pour suivre le mouvement. A ce moment, la salle présente l'image d'une solution électrolytique au moment du passage du courant, alors que s'effectue le tourbillon des ions vers l'un et l'autre pôle.

Voyons donc, suivant cette conception, comment les choses se passent lorsqu'on veut faire pénétrer électriquement dans l'organisme des substances médicamenteuses.

Reprenons notre solution de NaCl de tout à l'heure. Nous avons vu que si l'on fait passer dans cette solution électrolytique, un courant galvanique, l'anion chlore Cl cheminera vers l'électrode positive, le cathion sodium Na vers l'électrode négative. Ce n'est pas tout : employons en guise d'électrodes, des substances spongieuses elles-mêmes imbibées d'une solution électrolytique, d'iodure de potassium par exemple. Au niveau de chacune des deux électrodes, s'établira un nouveau mouvement ionique : l'anion chlore se dirigera vers l'anode ; le cathion sodium vers la cathode ; mais en outre l'anion iode se dirigera vers l'anode, le cathion sodium vers la cathode. A travers la solution de NaCl il s'établira donc un mouvement ionique de l'une à l'autre des deux électrodes.

Or l'organisme ne peut-il pas être assimilé à une solution électrolytique de chlorure de sodium ? Il se compor-

tera exactement comme cette dernière vis-à-vis de deux
électrodes spongieuses mises à son contact et imprégnées
d'iodure de potassium : au pôle positif, le potassium de
l'électrode qui est un cathion traversera la peau de dehors en dedans et un ion chlore la traversera en sens
inverse. Au pôle négatif au contraire, les ions sodium
(anions) de l'organisme se porteront vers l'électrode, et
l'iode, qui est un anion, pénètrera dans les tissus.

On voit donc qu'il est possible de faire passer à travers le corps, grâce à l'électricité, des agents thérapeutiques susceptibles d'influencer les éléments cellulaires
ou les humeurs. Remarquons d'ailleurs que les ions ne
font pas que traverser l'économie, mais peuvent aussi s'y
fixer et s'y substituer aux ions qu'ont attirés les électrodes. Telle est l'*ionisation*.

On voit d'ores et déjà les conséquences fécondes qu'au-
rait une telle méthode d'administration des médicaments
si elle en était arrivée à un degré suffisant de perfection.

Bien que les résultats acquis soient très démonstratifs,
cette méthode n'a pas manqué de soulever des objections.

Il est cependant un fait incontestable, c'est la pénétration, par cette méthode, de substances médicamenteuses
dans l'organisme. Erb, le premier, a retrouvé dans la
salive, Lauret dans l'urine, l'iode introduit électrolyti-
quement. Labatut, après introduction du lithium, en a
reconnu la raie rouge à l'analyse spectroscopique du
résidu urinaire. Enfin Fubini et Pierini ont décelé dans
l'urine l'acide salicylique.

Simple absorption cutanée, objectent certains critiques.
Cette objection, si sérieuse en apparence, ne résiste pas à
l'expérience suivante du professeur Leduc :

Deux lapins A et B sont placés dans un circuit électrique, en série. Le courant entre dans le premier animal

par une anode de chlorure de sodium et en sort par une
cathode de strychnine, puis pénètre dans le second par
une cathode de strychnine et en sort par une anode de
chlorure de sodium.

La théorie des ions permet de prévoir l'issue de l'expérience. D'après ce qui a été dit de la migration des ions,
la strychnine étant un cathion se dirigera vers le pôle
négatif: les ions strychnine devront donc pénétrer dans
le lapin B. Le lapin A, au contraire, qui porte la strychnine
à la cathode, ne recevra aucun ion strychnine, puisque la
strychnine cathion tendra à se porter de l'électrode vers
le pôle négatif, c'est-à-dire vers le pôle d'attache de l'électrode. Les choses se passent ainsi en effet. Après le passage de 60 à 100 Ma pendant quelques minutes le lapin B
qui porte la strychnine à l'anode s'agite, présente des
convulsions tétaniques et meurt. Le lapin A, malgré le
contact de la strychnine, n'est nullement incommodé.

L'introduction de substances médicamenteuses par le
courant électrique est donc incontestable. Les avantages
de la méthode sont multiples :

1° Pas d'effraction du tégument

2° Il est possible de doser exactement, à l'aide de calculs fort simples, la quantité de substances médicamenteuses absorbée par l'organisme, cette quantité introduite
dépendant du nombre de coulombs transportés c'est-à-
dire de l'intensité du courant multipliée par le temps
pendant lequel il est passé.

3° Enfin les ions introduits électriquement doivent en-
trer dans la composition de chaque cellule à travers laquelle le courant passe, au moins dans la proximité de

l'électrode active, et par suite de cette pénétration plus intime doivent agir plus efficacement et d'une façon plus prolongée que s'ils sont absorbés par les espaces lymphatiques comme les médicaments introduits par la voie sous-cutanée (Leduc).

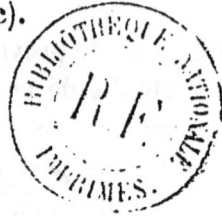

II.

L'URÉTHRITE BLENNORRAGIQUE CHRONIQUE

SES LÉSIONS, SES TRAITEMENTS

Les symptômes de la blennorragie chronique sont trop connus pour que nous y insistions. Aussi bien n'est-ce pas au moment où le tableau clinique est encore bruyant et force l'attention, que nous agissons par l'électricité. La blennorragie ne noûs intéresse que lorsque le seul signe de la phlegmasie uréthrale est constitué par la goutte du matin. Depuis plusieurs années, le malade se croit guéri quand cette éternelle goutte vient montrer au praticien en même temps que la persistance de l'infection, l'inanité ou au moins l'insuffisance des traitements antérieurs. A ce moment les lésions sont invétérées et nécessiteront désormais un traitement long et méthodique.

L'uréthrite chronique est localisée presque toujours dans la profondeur de l'urèthre antérieur, dans le cul-de-sac du bulbe, *cul-de-sac vaginal postérieur des hommes* (Guyon), où la stagnation des sécrétions se trouve plus qu'ailleurs favorisée par la déclivité et la dilatation du canal. Plus rarement, à la *bulbite* s'ajoute l'uréthrite postérieure, dans un tiers des cas environ.

Les lésions de l'uréthrite chronique ont été minutieusement étudiées dans ces derniers temps par Neelsen, Baraban. Finger surtout a présenté une étude intéressante des lésions qui conduisent de l'uréthrite chronique au rétrécissement. Ses observations ont été confirmées par Hallé et Wassermann. Les lésions diffèrent sur l'urèthre antérieur et sur l'urèthre postérieur.

Sur l'urèthre antérieur on peut déjà reconnaître à l'œil nu que, au niveau des points malades, l'épithélium blanchâtre épaissi donne l'aspect d'une cicatrice déprimée. Du côté du tissu conjonctif, on trouve une apparence bosselée, chagrinée, avec des élevures analogues aux granulations de la conjonctive. Pour Desormeaux, ces granulations seraient caractéristiques de l'uréthrite chronique. Les lacunes de Morgagni sont dilatées.

L'examen microscopique montre les intéressantes transformations que subit l'épithélium. De cylindrique il devient pavimenteux; en même temps que ses couches se multiplient, de nombreux leucocytes s'infiltrent entre les cellules. Ces altérations, d'après Finger, se succèdent suivant trois types définis:

Dans le premier, une seule couche de larges cellules plates remplace la couche superficielle des cellules cylindriques; au-dessous, la couche des cellules basales polygonales est épaissie.

Dans le second type, l'épithélium a pris un caractère vraiment épidermoïdal; une couche profonde de cellules cubiques et, au-dessus, des couches multiples de cellules polygonales analogues à celles du réseau de Malpighi.

Enfin, dans un troisième type, l'épithélium n'est plus constitué que par une ou quelques couches basses d'épithélium plat, nucléé, analogues aux couches superficielles de l'épiderme.

L'action réitérée des excitants, les influences mécaniques jouent certainement un rôle dans les transformations de l'épithélium, mais ces dernières ont surtout pour cause les altérations du tissu sous-jacent : le premier type correspondrait aux infiltrations récentes du tissu sous-épithélial, le second se verrait sur des lésions plus anciennes ; le troisième, au niveau des vraies callosités fibreuses.

C'est en effet au niveau de ce tissu sous-épithélial, comme le déclare Finger, que se déroulent dans la blennorragie chronique, les lésions vraiment décisives pour le sort ultérieur de la muqueuse malade : le tissu conjonctif s'infiltre d'éléments embryonnaires et tend à s'épaissir par du tissu fibreux. Dans certains cas, relativement peu avancés, l'infiltrat consiste en cellules rondes auxquelles sont mêlées beaucoup de cellules épithélioïdes, c'est-à-dire de cellules riches en protoplasme avec de gros noyaux qui se colorent faiblement par le carmin et l'hématoxyline, tandis que les cellules rondes ne possèdent qu'un noyau qui se colore en brun. C'est par suite de cette prolifération embryonnaire et de la néoformation vasculaire que se développent, en des points circonscrits de la muqueuse, ces excroissances menues, à aspect mûriforme, signalées plus haut et qui ressemblent aux granulations.

Plus tard, les cellules fusiformes l'emportent sur les cellules rondes ; la couche élastique est détruite et dissociée ; la lésion se propage du chorion au tissu spongieux et même aux couches superficielles du corps caverneux ; c'est le travail de sclérose et de sténose qui s'organise et s'étend.

Ainsi se constitue peu à peu le rétrécissement.

Il ne se produit pas cependant si l'infiltration et la

sclérose qui lui fait suite n'intéressent que le tissu sous-épithélial; mais si la sclérose envahit partiellement ou en totalité le corps spongieux, le rétrécissement est constitué.

Les lésions des lacunes et des glandes sont moins fréquentes que celles de la surface de la muqueuse.

L'épithélium subit les mêmes modifications au niveau des lacunes, qui, d'abord gonflées, puis étouffées par la prolifération conjonctive qui les entoure, finissent par s'atrophier et devenir kystiques. Mêmes altérations autour des glandes et dans leur intérieur; les lésions périglandulaires débutent d'abord autour du canal excréteur et pénètrent avec lui plus ou moins profondément. Au dedans du canal excréteur, la prolifération épithéliale dermoïde de la surface s'étend, s'insinuant entre le revêtement épithélial cylindrique et la membrane basale. L'infiltrat peut, par la rétraction qu'il provoque, comprimer et détruire la glande et, s'il est localisé autour du conduit excréteur, déterminer des dilatations kystiques de ce conduit et de la glande.

Les lésions de l'urèthre postérieur, quand elles existent, sont surtout appréciables au voisinage du veru montanum. Les lésions histologiques sont de même nature que pour l'urèthre antérieur, mais elles en diffèrent en ce que la transformation de l'épithélium cylindrique en épithélium plat ne va jamais jusqu'à la kératinisation. De même l'infiltration et l'induration du tissu conjonctif sous-épithélial restent superficielles et ne mènent jamais à une rétraction bien notable.

Telles sont les lésions de l'uréthrite chronique. Le rôle du gonocoque et des infections secondaires est capital dans la permanence et la progression des lésions. Rappelons que l'uréthrite chronique parcourt dans son évolution trois phases au point de vue microbien : une première phase ou phase gonococcique, caractérisée par la présence du gonocoque; une deuxième phase, à peu près constante, ou phase des infections secondaires, au cours de laquelle de nouveaux agents pathogènes apportés par un coït suspect ou par des urines bactériennes s'installent dans l'urèthre, où ils profitent de l'atténuation de la virulence du gonocoque pour se développer sur un terrain préparé par lui; enfin, une troisième phase ou phase aseptique, au cours de laquelle tout microbe a disparu, fait suite aux deux précédentes et précède la guérison. Janet ajoute à ces trois phases une quatrième phase, phase des infections secondaires tardives. Celle-ci, qui surviendrait après la guérison, n'est pas absolument fatale : l'urèthre, préparé par une inflammation de longue durée et très apte, par conséquent, à la réceptivité, se réinfecterait au premier coït. Mais cette réinfection céderait très vite au traitement.

Telles sont les lésions de la blennorragie chronique et leur évolution. Du tableau que nous en avons donné, une chose très importante est à retenir : c'est la *profondeur* de ces lésions. Cette simple constatation suffit à elle seule pour démontrer à quel point tous les traitements qui n'agiront que sur la muqueuse, seront le plus souvent insuffisants, et seront impuissants à prévenir le rétrécissement, qui menace tous les vieux blennorragiens.

Ces divers traitements, nous allons rapidement les passer en revue.

Nous n'insisterons pas sur les grands lavages. Nous les avons vus rarement tarir définitivement un écoulement chronique. Ainsi que le fait remarquer M. Augagneur : « Un courant liquide traversant l'urèthre ne peut avoir aucune action directe sur les microorganismes profonds. Que dès les premières heures de l'infection, quand la migration du gonocoque en profondeur n'est pas encore effectuée, le lavage puisse supprimer l'infection parce qu'il entre en contact avec la totalité des éléments infectés, c'est possible ; mais plus tard l'agent antiseptique n'atteint qu'une quantité insignifiante, la moins tenace, des organismes virulents. »

Les instillations, préconisées depuis 30 ans par le professeur Guyon, permettent de localiser l'action des topiques et, partant, d'employer des doses plus concentrées. Trois agents sont surtout recommandés : le nitrate d'argent à 1/50, à 1/20 et même au 1/15, le protargol à 3/100, le sublimé enfin recommandable par sa haute valeur antiseptique.

Ces instillations peuvent être avantageusement associées à la dilatation. Dilatation soit avec Béniqué poussée très loin, jusqu'au n° 60, soit avec un dilatateur comme celui de Kollmann. Le massage sur Béniqué du canal est un précieux adjuvant. Il est recommandé, avant de commencer l'opération, de remplir la vessie d'une solution antiseptique et de faire uriner le malade immédiatement après la séance pour balayer le canal de tous les produits pathologiques expurgés.

Par la pression excentrique qu'elle provoque, la dilatation exprime les glandes para-uréthrales à la façon d'éponges gorgées de liquide, elle les débarrasse du pus qu'elles contiennent et même les désobstrue lorsque le canal est oblitéré.

Lorsque la chronicité dépend non seulement des infections glandulaires, mais des lésions plus profondes, d'infiltrations molles ou dures, c'est encore à la dilatation qu'on a recours comme procédé de choix.

Sont-elles molles, ces infiltrations en voie de sclérose ?

Par les modifications qu'elle apporte à la circulation des tissus enflammés, par la pression excentrique qu'elle exerce, par le massage qu'elle réalise, la dilatation favorise la résorption des exsudats et des infiltrations. Sont-elles dures ? la dilatation est plus utile encore. Tendant à rétablir le calibre de l'urèthre et à lui rendre sa souplesse, elle remédie à la stagnation du muco-pus qui se fait fatalement en arrière de tout rétrécissement serré ou large, entretenant l'inflammation chronique de l'urèthre.

Lavages, instillations, dilatation, tels sont les principaux moyens préconisés pour le traitement de l'uréthrite gonococcique chronique. Peut-on, au lieu de la voie uréthrale, se servir de la voie gastrique et utiliser l'appareil circulatoire pour introduire dans la profondeur du tissu, partout où se cultive le gonocoque, la substance antigonococcique ?

Le copahu, le cubèbe, le santal dont on connaît les avantages lorsqu'ils sont prescrits au déclin d'une blennorragie aiguë, ont été aussi administrés dans les cas chroniques. On a vu des écoulements rebelles tarir à la suite de l'administration prolongée des balsamiques à faible dose. Mais ce traitement, purement médical, outre le danger qu'il présente à la longue pour l'estomac, est le plus souvent infidèle.

En somme les instillations et la dilatation nous paraissent comporter la plus grande efficacité. Mais on ne peut nier que, ici encore, on se heurte souvent à des échecs. C'est ce qui nous autorise à parler d'un nouveau traitement.

En terminant ce chapitre, consacré à la thérapeutique de la blennorragie, nous ne pouvons ne pas signaler les résultats qu'a obtenus par l'ionisation du zinc, le docteur Suquet, de Nimes, dans le traitement de la blennorragie chronique. Ces résultats ont été consignés dans la thèse de Picheral.

III

ROLE DE L'IONISATION DE L'ARGENT DANS LE TRAITEMENT DE LA BLENNORRAGIE CHRONIQUE

INDICATIONS ET CONTRE-INDICATIONS DE LA MÉTHODE TECHNIQUE

Dans ce chapitre de thérapeutique, nous précisons encore une fois que nous avons exclusivement en vue l'uréthrite blennorragique chronique. Cette uréthrite chronique, nous la définirons avec Guyon « celle qui succède à l'uréthrite aiguë, lorsque les phénomènes inflammatoires du canal se sont apaisés au point de permettre à la miction et aux érections de se faire sans douleur et que l'écoulement est devenu moins abondant, plus fluide et moins coloré ». Telle est la forme dont nous voulons étudier le traitement ionique dont il va être question dans les pages suivantes.

A. — Rôle de l'ionisation dans le traitement de la blennorragie chronique

Le principe de la méthode est le suivant : faire dégager des ions bactéricides au niveau de la muqueuse uréthrale. Le choix de la substance ainsi introduite n'est pas indifférent ; le zinc, le cuivre, l'aluminium, l'argent ont été comparativement essayés. C'est ce dernier métal qui donne les résultats les meilleurs et les plus rapides.

L'argent peut être employé sous forme de sels en solution ou sous forme d'électrode métallique attaquable. L'emploi des solutions argentiques que l'on électrolyse dans l'urèthre n'est pas recommandable. Elles nécessitent un outillage compliqué, incommode et, grave objection, il n'est pas possible de les utiliser au delà de l'urèthre antérieur. Aussi, les électrodes métalliques en argent pur doivent-elles être préférées.

L'électrode argent reliée au pôle positif dégage, au passage d'un léger courant galvanique, de l'oxychlorure d'argent à l'état naissant.

Tel est le principe de la méthode ionique appliquée au traitement de la blennorragie chronique. Voyons quels en sont les principaux avantages :

1° L'ionisation permet d'agir sur toute la longueur de l'urèthre. Ceci est très important, car on sait la difficulté de connaître exactement la topographie du ou des points lésés, derniers repaires de l'infection.

Les symptômes cliniques, les explorations du canal, l'uréthroscopie, ne donnent pas toujours des résultats suffisants, et d'ailleurs, certains de ces procédés d'investigation nécessitent une habileté spéciale.

L'ionisation permettra d'introduire systématiquement l'ion médicamenteux sur toute la longueur du canal dans tous les cas, quelle que soit la localisation de l'uréthrite.

Le docteur Donnat, dont nous donnons plus loin la technique, insiste particulièrement sur la nécessité absolue d'agir sur toute l'étendue du canal. Beaucoup d'expérimentateurs ont eu des insuccès parce qu'ils agissaient seulement sur l'urèthre antérieur. Avec le procédé opposé, on atteindra sûrement le point malade et les portions non adultérées de l'urèthre ne feront que subir une action trophique qui, ainsi répartie sur tout l'organe, aura un effet tonique général des plus favorables à l'action théra-peutique développée au niveau des points malades.

2° Un autre avantage de l'ionisation uréthrale est d'agir *en profondeur*. L'anatomie pathologique des uréthrites chroniques nous démontre la profondeur de l'infection. Comme nous l'avons vu plus haut l'épithélium est attaqué, devient pavimenteux, le derme muqueux est infiltré de cellules embryonnaires et de réseaux néo-capillaires ; les lacunes de Morgagni et les glandes sont altérées paral-lèlement et renferment souvent des germes primitifs ou d'infection secondaire, avant que l'uréthrite ne soit par-venue à sa phase aseptique.

Par son action bactéricide l'ionisation agira non seule-ment à la surface de la muqueuse, mais encore portera dans la profondeur des couches histologiques sous-jacen-tes les ions antiseptiques qui agiront sur les microbes pathogènes, produisant ainsi une désinfection efficace. De plus, si des lésions irritatives ont déjà adultéré les éléments histologiques, le courant galvanique employé hâtera par son action résolutive la résorption des infil-trats péricellulaires, empêchera leur organisation en tissu fibreux, et même fera régresser les premières productions fibreuses, terme initial de tout rétrécissement.

3° L'ionisation a un rôle trophique, grâce à l'action particulière du courant galvanique. Cette action trophi-que portant sur la muqueuse, les glandes, et en somme l'organe tout entier, exercera sur l'affection essentielle-ment torpide dont il s'agit une influence des plus heu-reuses.

l° Enfin, le procédé est dans tous les cas d'une innocuité absolue. Le courant très faible employé, réparti en outre sur une électrode de grande surface, est incapable de produire la moindre lésion histologique.

B. — Indications et contre-indications de la méthode

La sûreté et l'innocuité de la méthode élargissent considérablement le cadre des indications : elle s'adresse à toutes les uréthrites chroniques, à n'importe quel stade de la chronicité. L'essentiel, c'est de s'adresser à des uréthrites refroidies.

Comme contre-indications nous signalerons : le retour à l'état aigu de l'infection, la cystite et la prostatite aiguës, accidents que l'on peut observer fréquemment ; l'épididymite, l'orchite, la vésiculite et la transformation tuberculeuse de l'infection, complications plus rares ; et enfin la présence d'un rétrécissement. Cette dernière contre-indication ne sera pas d'ailleurs définitive. On traitera le rétrécissement par une méthode appropriée, et si, à la suite de cette intervention, l'écoulement n'était pas tari, on appliquerait l'ionisation comme à l'ordinaire.

C. — Technique

En tenant compte de ces contre-indications, l'ionisation de l'argent donnera les meilleurs résultats, surtout si on l'applique selon la technique que nous allons formuler et qui est celle du docteur Donnat.

L'instrumentation n'est pas bien compliquée : une source d'électricité galvanique (secteur à 110 volts ou batterie de piles) munie d'un réducteur de potentiel pour graduer le courant et d'un milliampérimètre pour le mesurer. Voilà pour le courant.

Pour l'appliquer, on aura une électrode indifférente bien feutrée, de 60 centimètres carrés, et une électrode active en argent qui aura, d'après le docteur Donnat, la forme d'un Béniqué. On aura plusieurs exemplaires de cette électrode de diamètre variable, de façon à pouvoir l'appliquer dans un urèthre donné. Il est bon, en effet, que le canal soit bien déplissé, bien appliqué sur le conducteur, de façon à ce que les actions ioniques soient également réparties sur toute la surface du canal.

L'instrumentation choisie, le manuel opératoire sera très simple. Le patient, après avoir uriné, sera installé sur un lit ou une chaise longue. On fera une toilette savonneuse du prépuce et du gland, puis on les lavera avec une solution de sublimé au 1/1000. On désinfectera l'urèthre avec une solution d'acide borique à 30/000. On introduira ensuite dans l'urèthre, à l'aide d'une petite seringue aseptique, quelques centimètres cubes d'huile de vaseline cocaïnée à 1/100 et stérilisée. — On pourra alors introduire le Béniqué d'argent suivant la méthode habituelle et on le fera pénétrer jusque dans la vessie. L'électrode indifférente feutrée, bien imbibée d'eau chaude, sera alors placée au niveau de la racine de la cuisse (face interne). Le rhéostat étant fermé, l'électrode d'argent sera reliée au pôle positif, l'électrode indifférente au pôle négatif.

On ouvrira alors le rhéostat et on débitera lentement un courant de 8 à 10 milliampères, que l'on fera passer pendant 10 minutes. Pendant ce temps le patient n'éprouvera qu'une intime sensation de picotement au niveau du canal.

Les 10 minutes écoulées, on fermera lentement le rhéostat, on intervertira le sens du courant et on fera passer, pendant quelques minutes, un léger courant de 4 à 5 milliampères. Cette manœuvre a pour but de détacher la sonde uréthrale légèrement adhérente à la muqueuse.

L'opération est terminée et le patient peut alors rentrer chez lui. On lui recommandera d'uriner le plus tard possible et on le préviendra que la première miction pourra être un peu cuisante et qu'un léger écoulement réactionnel pourra apparaître pendant un ou deux jours.

Le traitement comporte un certain nombre de séances, variables d'après l'ancienneté de l'uréthrite et la profondeur des lésions. En moyenne il faut compter de six à sept séances. On les espacera plus ou moins suivant la réaction consécutive. On fait généralement deux séances par semaine.

Est-il besoin d'ajouter qu'on ne devra jamais négliger le traitement général bien qu'il s'agisse d'une affection locale ? Aussi recommandera-t-on au malade pendant la durée du traitement les pratiques hygiéniques habituelles (régime diététique et continence) et, s'il y a lieu, on prescrira des modificateurs de l'état général : quinquina, iode, arsenic, hydrothérapie, bains salés etc.

On obtiendra ainsi des résultats excellents, comme le démontrent les observations qui vont suivre et qui feront avec les conclusions l'objet de notre quatrième et dernier chapitre.

IV

OBSERVATIONS ET CONCLUSIONS

OBSERVATION PREMIÈRE
(Docteur Donnat)

M. R..., 44 ans, de Monteux, a eu trois chaudepisses. La dernière remonte à sept ans. Depuis ce temps-là il a un écoulement uréthral caractérisé par une goutte matinale de la grosseur d'un pois, parfaitement claire. Ce malade ne s'est jamais soigné. A l'examen microscopique on ne trouve que des bacilles. Nous instituons le traitement, le 2 janvier 1906, avec un béniqué d'argent n° 20 (Charrière). Première séance : 8 milliampères pendant 10 minutes. Les deux mictions qui la suivent sont un peu douloureuses. L'écoulement du matin devient plus épais, coloré en jaune.

Le 8 janvier ces phénomènes se sont apaisés. Deuxième séance : 6 milliampères pendant dix minutes. Les mictions consécutives ne sont pas douloureuses. La goutte matinale, toujours jaune, diminue de volume.

Troisième séance le 11 janvier : 5 milliampères pendant 10 minutes. La goutte a presque disparu lorsque le malade revient le 15 janvier, date de la quatrième séance,

5 milliampères pendant dix minutes. Nous revoyons le patient le 18 janvier. Il ne constate plus de goutte au réveil. Nous faisons une cinquième séance : 6 milliampères pendant 6 minutes et nous renvoyons notre client à la fin février.

Il revient à cette date et déclare n'avoir plus eu le moindre écoulement.

OBSERVATION II

(Docteur Donnat)

M. G..., 52 ans, de Roquemaure, a contracté une première blennorragie il y a 4 ans. Il ne s'est jamais soigné. Il présente un écoulement laiteux le matin au réveil et souvent dans la journée quand il se fatigue. Ses mictions ne sont pas douloureuses. Il pratique le coït et se livre même à quelques excès. Sur son refus de modifier cet état de choses, nous instituons purement et simplement le traitement ionique avec un béniqué d'argent n° 23, le canal de notre client étant très large.

1ᵉ Séance le 3 mars 1906 : le sujet étant très pusillanime, nous ne donnons que 5 milliampères pendant 5 minutes.

Le malade revient le 6 mars. Aucune modification dans l'écoulement. 2ᵐᵉ séance de 10 milliampères pendant 8 minutes, qui sont très bien tolérés.

Le 10, nouvelle séance. L'écoulement a augmenté, est devenu plus épais, plus jaune. Nous faisons une application de 6 milliampères pendant 5 minutes.

M. G. revient le 13. Statu quo. 4ᵐᵉ séance avec 6 milliampères pendant 7 minutes.

5ᵉ séance le 19. L'écoulement diurne a presque disparu : il s'est éclairci. Application de 6 milliampères pendant 5 minutes. 6ᵐᵉ séance le 22. Le malade ne voit plus qu'une très légère goutte le matin. Application de 7 milliampères pendant 10 minutes. 7ᵐᵉ séance le 29 mars. Le patient, depuis deux jours, constate que son canal est absolument sec. Application de 6 milliampères pendant 5 minutes.

8ᵐᵉ séance, 2 avril. La guérison persiste. Nous donnons 5 milliampères pendant 5 minutes et le malade nous quitte.

Nous l'avons revu en décembre 1907. La guérison s'est maintenue.

OBSERVATION III

(Dr Donnat)

P..., de Monteux, 32 ans. Deux blennorragies : à 17 ans et à 23 ans. A soigné la première et en a guéri. A traité la seconde par le mépris. Goutte matinale depuis 8 ans. A été soigné par des lavages au sublimé, des instillations, une saison de bains de mer, des cures d'abstinence et de continence. La goutte persiste peut-être un peu moins grosse qu'au début. Elle a encore le volume d'un tout petit pois.

1ʳᵉ séance, le 26 mars 1906 ; 10 milliampères pendant 8 minutes. 1ʳᵉ miction désagréable. Aucune modification de la goutte.

2ᵐᵉ séance le 29 mars. 10 milliampères pendant 10 minutes. La goutte devient jaunâtre et augmente de volume.

3

3ᵐᵉ séance le 3 avril. 10 milliampères pendant 8 minu-tes. L'état de la goutte reste stationnaire.

4ᵐᵉ séance le 7 avril. 8 milliampères pendant 5 minutes, La goutte augmente de volume mais se décolore.

5ᵐᵉ séance le 12 avril. 6 milliampères pendant 5 minu-tes. La goutte est imperceptible.

6ᵐᵉ séance le 17 avril : 6 milliampères pendant 5 minu-tes. Le malade, qui s'absente au moment des fêtes de Pâques, revient 15 jours après. Il n'a plus vu de goutte. Nous lui écrivons 3 mois après pour avoir de ses nouvelles. L'écoulement n'a pas reparu.

Observation IV

(Dr Donnat)

M. N. en résidence à Avignon, 29 ans. Blennorragie il y a 10 ans. Ne s'est presque pas soigné. Depuis cette époque, présente une goutte matinale claire. Au microscope on ne trouve aucun élément microbien. Ne souffre jamais.

1ʳᵉ séance le 2 juillet 1906, avec 10 milliampères appliqués pendant 10 minutes. Il y a une réaction assez vive. La goutte grossit, s'épaissit et s'observe deux ou trois fois dans la journée.

2ᵐᵉ séance le 9 juillet. Les phénomènes réactionnels se sont apaisés. La goutte matinale seule persiste, incolore. Application de 6 milliampères pendant 10 minutes.

3ᵐᵉ séance le 12 juillet. La goutte a disparu. Application de 6 milliampères pendant 10 minutes. Notre client quitte Avignon pour se rendre à Paris. Nous lui écrivons en janvier 1908. Il n'a plus eu de goutte mais il vient de contracter une nouvelle chaude pisse.

OBSERVATION V

(Docteur Donnat)

M. M..., de Châteaurenard, 60 ans. Ce client est porteur d'une goutte militaire depuis 20 ans, époque à laquelle il contracta une blennorrogie. Ne s'est soigné qu'en prenant un peu de santal dont l'effet a été complètement nul.

A l'examen du sujet nous trouvons un léger rétrécissement de l'urèthre antérieur, laissant passer une bougie n° 15 (Charrière) et une prostate assez grosse. Il n'y a aucun phénomène de cystite.

Nous pratiquons la dilatation du rétrécissement et nous prions le patient de revenir dans un mois. A cette date nous l'examinons de nouveau. Le malade a passé quelques sondes dans son rétrécissement qui demeure perméable au n° 21. Mais la goutte persiste, claire et grosse comme un gros pois-chiche, nous dit M. M....

Nous instituons alors le traitement ionique avec un Béniqué d'argent n° 19.

1re séance le 30 novembre 1906 : 10 milliampères pendant 5 minutes ; aucune réaction.

2me séance le 5 décembre : 10 milliampères pendant 10 minutes ; la goutte devient jaunâtre.

3me séance le 10 : 10 milliampères pendant 10 minutes. La goutte reste jaune et grossit.

4me séance le 14 : 8 milliampères pendant 5 minutes. La goutte diminue.

5ᵐᵉ séance le 20 : 8 milliampères pendant 6 minutes. La goutte devient imperceptible.

6ᵐᵉ séance le 24 : 5 milliampères pendant 5 minutes. Il n'y a plus d'écoulement.

Le patient, revu vers la fin janvier 1907, est complètement guéri.

OBSERVATION VI

(Dʳ Donnat)

M. R..., d'Avignon, 27 ans, présente un écoulement blanchâtre depuis une blennorragie contractée il y a sept ans et non soignée. Pas de douleur à la miction ni à l'érection. L'écoulement est assez abondant dans la journée et fait cinq ou six taches sur la chemise.

Nous instituons le traitement le 22 avril 1907. 8 milliampères pendant 10 minutes. L'écoulement augmente.

2ᵉ séance le 26. 10 milliampères pendant 10 minutes. L'écoulement augmente encore.

3ᵉ séance le 4 mai. 10 milliampères pendant 5 minutes. A la suite de cette séance, le patient n'a pas eu d'écoulement diurne. Seule une goutte persiste au réveil, de couleur laiteuse.

4ᵉ séance le 7 mai. 6 milliampères pendant 8 minutes. La goutte devient très petite et plus claire

5ᵉ séance le 10. 6 milliampères pendant 8 minutes. Le canal, par la suite, demeure absolument sec.

6ᵉ séance le 13. 5 milliampères pendant 3 minutes. Le malade n'accuse toujours pas d'écoulement et il nous quitte. Revu en décembre 1907. La guérison se maintient.

Observation VII

(Dr Donnat)

M. R..., de Carpentras, 40 ans. Cinq chaude.pisses, bien soignées. La dernière remonte à deux ans. Depuis ce temps-là, léger écoulement le matin et quelquefois dans la journée, notamment après des promenades en bicyclette. Aucun phénomène douloureux.

1ʳᵉ séance le 10 mai 1907. 10 milliampères pendant 5 minutes. Pas de réaction.

2ᵉ séance le 13. 10 milliampères pendant 8 minutes. L'écoulement devient abondant et épais. A ce moment, le malade, pour des raisons particulières, est obligé d'interrompre le traitement pendant quinze jours.

Il revient nous voir le 28 mai. Il n'a pour ainsi dire plus d'écoulement. Un suintement léger, le matin au réveil, persiste seulement. Nous faisons une 3ᵉ séance avec 6 milliampères pendant 10 minutes. Le malade nous quitte obligé de partir pour Londres. Nous lui recommandons un régime sévère et le prions de venir nous voir dès son retour. Nous recevons sa visite un mois après. Il est complètement guéri.

Observation VIII

(Docteur Donnat)

M. A., de Barbentane, 15 ans. Une blennorragie à 20 ans qui, soignée, a parfaitement guéri. 2ᵉ chaudepisse il y a 5 ans. Malgré des soins qui paraissent avoir été sérieux, il persiste au réveil une goutte blanche, opaque.

1ʳᵉ séance le 21 mai 1907 : 10 milliampères pendant 10 minutes. Forte réaction. La goutte apparaît verdâtre pendant la semaine qui suit.

2ᵉ séance le 31 mai : 10 milliampères pendant 5 minutes. La goutte diminue et devient blanche.

3ᵉ séance le 4 juin : 6 milliampères pendant 10 minutes. La goutte devient imperceptible.

4ᵉ séance le 10 juin : 6 milliampères pendant 10 minutes. Un infime suintement persiste encore.

5ᵉ séance le 8 juin : 5 milliampères pendant 5 minutes.

Le malade revient nous voir huit jours après. Son canal est absolument sec.

Depuis cette époque nous n'avons plus eu de ses nouvelles.

OBSERVATION IX

(Personnelle)

Le 8 octobre 1907, nous appliquons le traitement ionique à M. G. d'Avignon. Il est âgé de 25 ans. Depuis sa première chaudepisse contractée il y a 5 ans et qu'il n'a jamais soignée, il constate le matin au réveil la présence d'une goutte claire au méat. La première séance dure 10 minutes. Nous appliquons une intensité de 8 milliampères. Le malade urine avant de nous quitter, et ne signale aucune douleur.

Le samedi 12 octobre, nous revoyons le patient. Il n'a présenté aucune réaction. Nous faisons alors une deuxième séance qui dure 10 minutes avec une intensité de 10 milliampères.

Le 15, M. G. revient. Il a une assez forte réaction. La goutte est grosse et verdâtre. Nous le renvoyons au samedi suivant 19 octobre. A cette date tous les phénomènes réactionnels sont apaisés. Nous faisons une troisième séance, avec 10 milliampères appliqués pendant 5 minutes. Pas de réaction ; la goutte diminue.

Le 19, quatrième séance : 6 milliampères pendant 6 minutes.

Le 22, nous revoyons le malade. Il n'accuse plus qu'un léger suintement le matin. Nous faisons une cinquième séance avec 6 milliampères pendant 5 minutes.

Le 26, M. G. déclare n'avoir plus rien constaté au méat, et il nous quitte en se déclarant guéri. Revu le mois dernier, la guérison s'était maintenue.

OBSERVATION X

(Personnelle)

M.T. d'Avignon, 43 ans. Il a un passé urologique assez chargé. 4 chaudepisses, une orchite, deux cystites. La dernière blennorragie remonte à 2 ans. Elle ne fut pas soignée et se continua par un écoulement intermittent, survenant à la suite de toute fatigue, de tout excès. Le matin il y a au méat une goutte d'un blanc sale.

Nous faisons notre première séance le 19 octobre 1907 avec un béniqué d'argent n° 20, dans lequel nous faisons passer 10 milliampères pendant 8 minutes.

Le malade revient le 25. La goutte du matin a grossi et s'est colorée en vert pendant les 2 jours qui ont suivi le traitement. Actuellement tout est rentré dans l'ordre. Nous faisons une deuxième séance avec 6 milliampères pendant 6 minutes. M. T... revient le 29; la goutte est imperceptible. La troisième séance dure 10 minutes avec 5 milliampères d'intensité. Nous renvoyons le malade au 4 novembre. A cette date il prétend ne plus présenter d'écoulement matinal. Nous faisons encore par précaution une quatrième séance dont la durée est de 5 minutes avec une intensité de 5 milliampères. M. T... nous quitte. Nous lui avons demandé de ses nouvelles ces jours-ci. La guérison s'était maintenue.

OBSERVATION XI

(Personnelle)

M. II... de Pont-Saint-Esprit, 33 ans, a eu une blennorragie à 25 ans. Depuis goutte militaire classique.

Nous faisons notre première séance le 16 décembre 1907. L'intensité est de 10 milliampères appliqués pendant 10 minutes.

Ce traitement provoque la réaction habituelle.

La deuxième séance a lieu le 20 décembre : 10 milliampères pendant 5 minutes. Il y a encore une réaction mais elle est moins forte que la précédente.

Nous faisons une troisième séance le 26 décembre : 10 milliampères pendant 5 minutes. Cette fois, il n'y a pas de réaction et nous revoyons M. II... le 30 décembre qui observe une goutte analogue à celle qu'il avait avant son traitement.

La quatrième séance est donnée avec 6 milliampères pendant 6 minutes. La goutte est imperceptible lorsque nous revoyons M. II .. le 5 janvier.

Nous faisons alors une cinquième séance : 6 milliampères pendant 6 minutes, et M. II... nous quitte.

Nous l'avons revu au mois de mai dernier, la guérison se maintenait.

CONCLUSIONS

1° Dans le traitement de l'uréthrite blennorragique chronique chez l'homme, l'ionisation de l'argent semble un procédé de grande valeur.

2° Sa supériorité sur les autres méthodes consiste en ceci :

A. — L'oxychlorure d'argent dégagé à l'état naissant au niveau de l'électrode uréthrale est un bactéricide énergique.

B. — Cette action bactéricide n'est pas limitée à la surface de la muqueuse. D'après la théorie du transport des ions, les molécules antiseptiques pénètrent dans la profondeur des tissus.

C. — L'action bactéricide n'est pas localisée à un point de l'urèthre. Elle s'étend à toute la longueur du canal, si l'on a soin d'utiliser un béniqué d'argent introduit jusque dans la vessie.

D. — L'application est indolore et inoffensive. Elle ne nécessite pas de repos au lit. Elle ne produit aucune destruction de tissus.

E. — Le procédé emprunte au courant galvanique utilisé, son action trophique bien connue et qui est ici, au niveau d'une muqueuse souvent atone, d'une utilité capitale.

3° Pour l'application, de la méthode, nous préconisons avec M. le docteur Donnat l'emploi du béniqué d'argent, de calibre bien approprié à l'urèthre traité et introduit jusque dans la vessie.

BIBLIOGRAPHIE

Duplay et Reclus. — Traité de chirurgie.

Pousson. — Maladies des voies urinaires.

Bordier. — Précis d'électrothérapie.

Erb. — Traité d'électrothérapie.

Gautier et Larat. — Technique d'électrothérapie.

Onimus et Legros. — Traité d'électricité médicale.

Zimmern. — Eléments d'électrothérapie clinique.

Guilleminot. — Electricité médicale.

Castex. — Electricité médicale.

Brillouet. — Les Ions.

Weil. — Manuel d'électrothérapie.

Archives d'électricité médicale, 1893-1907.

Archives de physiologie, 1890-1907.

Archives d'électrobiologie, 1897-1907.

Delherm et Laquerrière. — L'Ionothérapie électrique.

Picheral (Charles). — De l'électrothérapie dans l'uréthrite blennorra-
    gique subaiguë et chronique et dans ses complications les plus
    habituelles. (Thèse Montpellier, 1908)

SERMENT

En présence des Maîtres de cette Ecole, de mes chers con-
disciples, et devant l'effigie d'Hippocrate, je promets et je jure,
au nom de l'Être suprême, d'être fidèle aux lois de l'honneur
et de la probité dans l'exercice de la Médecine. Je donnerai
mes soins gratuits à l'indigent, et n'exigerai jamais un salaire
au-dessus de mon travail. Admis dans l'intérieur des maisons,
mes yeux ne verront pas ce qui s'y passe ; ma langue taira les
secrets qui me seront confiés, et mon état ne servira pas à
corrompre les mœurs ni à favoriser le crime. Respectueux et
reconnaissant envers mes Maîtres, je rendrai à leurs enfants
l'instruction que j'ai reçue de leurs pères.

Que les hommes m'accordent leur estime si je suis fidèle
a mes promesses! Que je sois couvert d'opprobre et méprisé
de mes confrères si j'y manque !

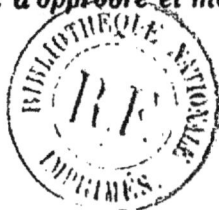

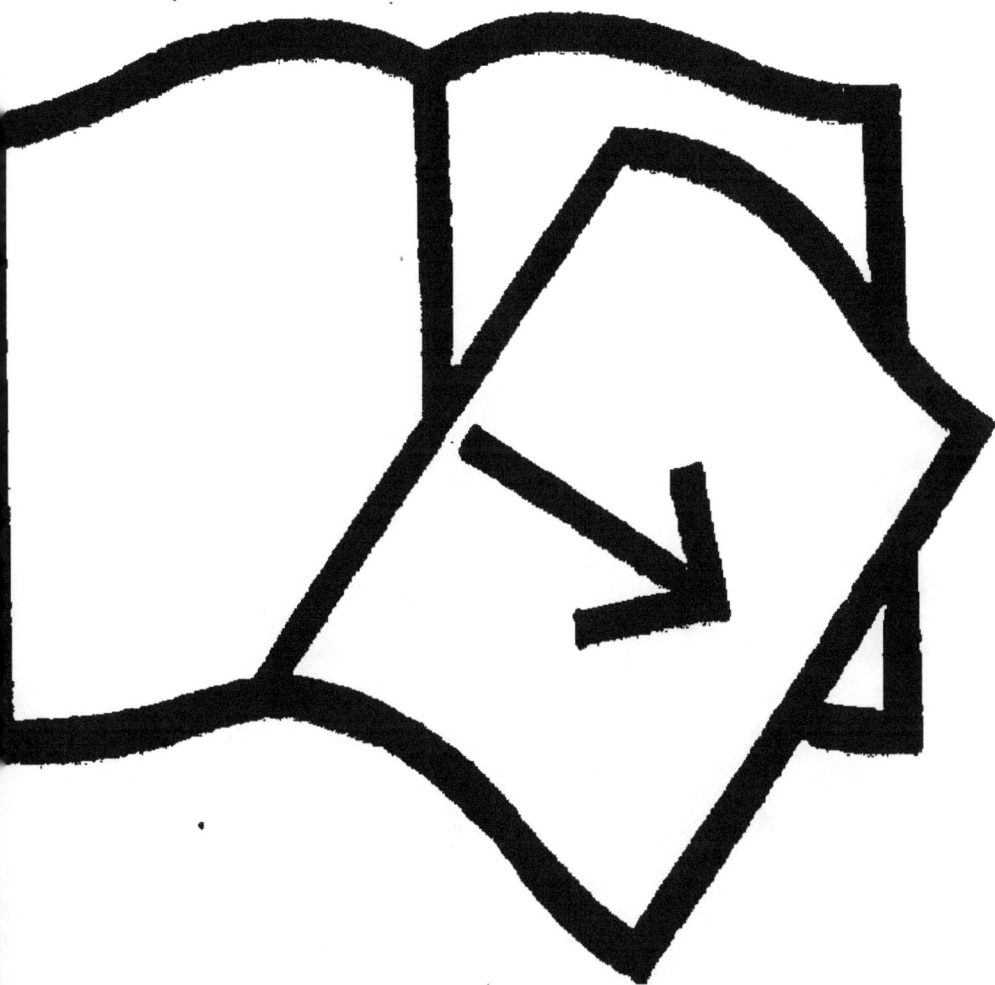

Documents manquants (pages, cahiers...)

NF Z 43-120-13

www.ingramcontent.com/pod-product-compliance
Lightning Source LLC
Chambersburg PA
CBHW071347200326
41520CB00013B/3134